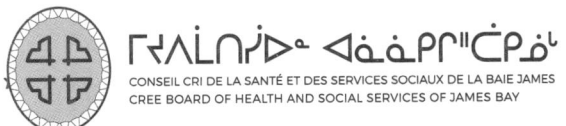

Emily Wesley odibaajimowin imaa Ozhibogamong
The Story of Emily Wesley of Oujé-Bougoumou

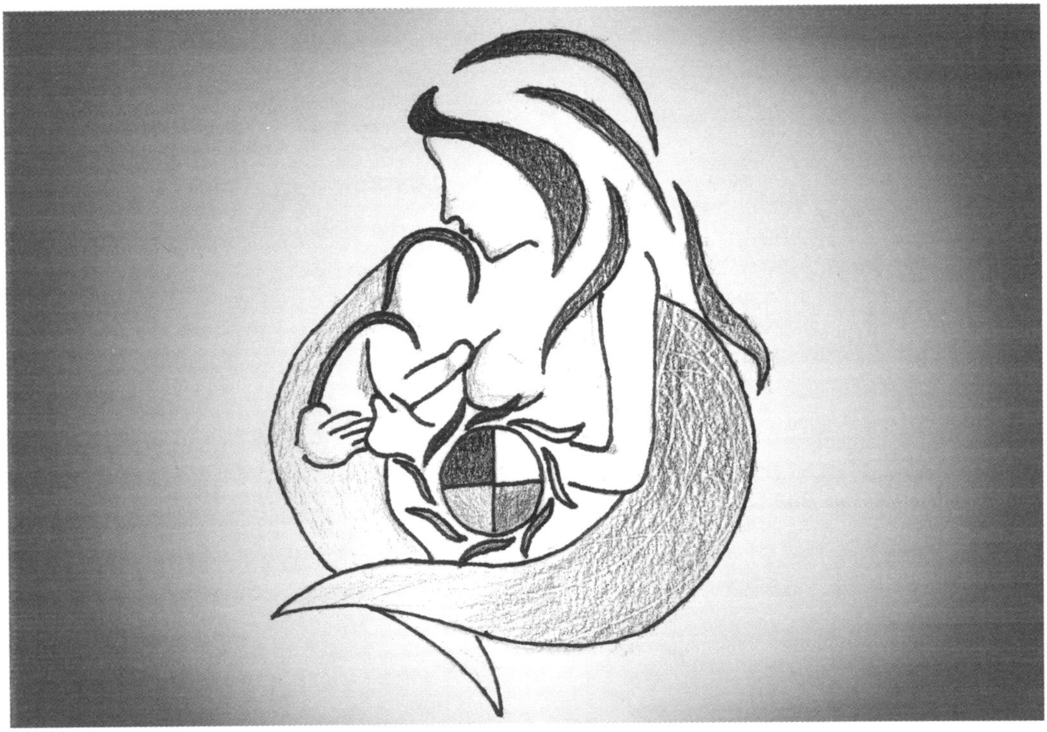

Told by Emily Wesley
Written by Ruth DyckFehderau
Translated into Ojibwe by Patricia M. Ningewance

ᒥᔑᐦᐅᒥᔪᐊᐧ ᐊᔭᐊᐱᔪᐦᑕᐦᑯᐤ

CONSEIL CRI DE LA SANTÉ ET DES SERVICES SOCIAUX DE LA BAIE JAMES
CREE BOARD OF HEALTH AND SOCIAL SERVICES OF JAMES BAY

Funding for this publication was provided in part by Health Canada. The opinions expressed in this publication are those of the storyteller and do not necessarily reflect the official views of Health Canada or of the Cree Board of Health and Social Services of James Bay.

First printing, 2020. Printed and bound in Canada by Houghton Boston Printers, Saskatoon, Saskatchewan. Distributed by Wilfrid Laurier University Press / wlupress.wlu.ca

Set in Verdana font, chosen for its readability. Printed on paper that is Forest Stewardship Council-certified with post-consumer recycled fibres, and that is acid- and chlorine-free.

Cover design by Nicole Ritzer, based on an original design by Cameron Mosimann. Photograph of Mistissini burnt forest (reversed) taken by David DyckFehderau. Title page illustration by Darius Trapper Mianscum of Mikw Chiyâm Arts Concentration Program, Voyageur Memorial High School, Mistissini, QC.

Copyright © 2020 Cree Board of Health and Social Services of James Bay
Published by Cree Board of Health and Social Services of James Bay
Contact: Paul Linton, 168 Main St, Mistissini, QC, Canada, G0W 1C0 / (418) 923-3355
creehealth.org / sweetbloods.org

Library and Archives Canada Cataloguing in Publication

Title: Emily Wesley odibaajimowin imaa Ozhibogamong = The Story of Emily Wesley of Oujé-Bougoumou / written, Ruth DyckFehderau o-gii-ozhibii'aan ; told, Emily Wesley ; translated into Ojibwe, Patricia M. Ningewance

Other titles: Story of Emily Wesley of Oujé-Bougoumou

Names: DyckFehderau, Ruth, author. | Container of (work): DyckFehderau, Ruth. Story of Emily Wesley of Oujé-Bougoumou. | Container of (expression): DyckFehderau, Ruth. Story of Emily Wesley of Oujé-Bougoumou. Ojibwa. | Cree Board of Health and Social Services of James Bay, publisher.

Description: "A Story from The Sweet Bloods of Eeyou Istchee: Stories of Diabetes and the James Bay Cree." | Text in Ojibwa and English.

Identifiers: Canadiana 20200218484 | ISBN 9780973054255 (softcover)

Subjects: LCSH: Wesley, Emily—Health. | LCSH: Diabetics—Oujé-Bougoumou Cree Nation—Biography. | LCGFT: Biographies.

Classification: LCC RC660 .D88 2020 | DDC 362.1964/620092—dc23

O-gii-wiijidaamaan omaamaan Emily Wesley Moozoniing. Endaso-giizhig jibwaa-gikino'amaagozid miinawaa dash gii-ishkwaa-onaagoshi-wiisinid, o-gii-biidamawaan omaamaan zhaaboniganens Emily. Ojiita'aan bezhig oninj omaamaamaa e-ondinang bangii miskwi mazina'iiginong. Biiwaabiko-makakoonsing dash obiina'aan iwe mazina'iigin amii dash ezhi-naagwak agindaason maamaagoniganing. Odagindaan dash iwe agindaason Emily omaamaan. Amii dash ezhi-wiindamawaad odaanisan aaniin minik mashkiki ge-odaapinang. Emily o-gii-mooshkinebadoon zhaabonigan minik ge-aabadaninig, ezhi-ishpiiginang omaamaan obabagiwayaanini, e-jiita'odizonid omisadaang. Gaa-ishkwaa-doodang iwe, Emily o-gii-izhiwidoon iwe zhaabonigan jiibaakwewigamigong, e-giziisabadood gaye e-onzang nibiing ji-bekaninig, gaye iwe moodayaabik gaa-gii-ondinang omaamaan omashkikiwazhing, e-zagakinang. Gii-onaagoshininig, jibwaa-gawishimod, Emily omaamaan giitazhiganewan. Emily dash owaawaabandaanan omaamaan ozidan weweni ji-izhinaagozinid. Gewiin Emily omishoomisan bezhigwan inaapinewan, nawach dash wiin ginwesh o-gii-ayaan. O-gii-wanitoonan minji-niizh okaadan. Gii-bichizhodizod ozidaang gii-omigiiwanini. Gaawiin dash gii-giigesii. Biinish miziwe okaading. Nitam bezhig okaad, miinawaad dash godag. Onandawenimaan Emily

Young Emily Wesley lived with her mother in Moosonee. Every day before school and again after dinner, Emily brought her mother a pin. Her mother pricked one of her own fingers and squeezed a drop of blood onto a piece of paper. She slotted the paper into a machine and a number showed up on a computer monitor. Emily's mother read it and told Emily how much medication she needed. Emily filled a big metal needle with the right amount and gave it to her. As she watched, her mother lifted her shirt and stuck the needle into her stomach. After she had finished, Emily carried the used needle into the kitchen where she washed and sterilized it in boiling water, along with the empty bottle from her mom's medicine, and put them both away. At the end of the day, just before bed, Emily's mother took off her socks and Emily looked carefully over every inch of her mom's feet and toes. Emily's grandfather had the same diabetes disease that her mother had, but he had had it for much longer – and it had cost him both legs. A small cut on his foot had once become infected and hadn't been able to heal, and eventually the infection had spread until the leg had to be cut right off. First one leg and then the other. Emily wanted her mom to live a long life with both of her legs, so if she saw even a tiny scratch or crack she would clean and treat and moisturize it right away.

1

ginwesh ji-bimaadizinid omaamaan memwaach ji-wanitoosig okaad. Giishpin waabandang gegoon, zhemaak ako ogiziinaan e-bamitood.

Zhaagooch dash aanawi Emily gaye omaamaan gakina gegoon edoodamawaad ji-mino-ayaanid omaamaan, giiyaabi gii-ani-aakoziwan. Gii-ani-gagiibaabiwan, gaye ode'ing gii-aakoziwan, gaye odedikosiwa' gii-aakoziwan e-gii-giziiyaabaawinaanid odedikosiwa' endaad.

Over time, even with Emily and her mom doing everything they knew how to do to keep her mom healthy, her mother got sicker. She lost her eyesight, she got heart disease, and eventually her kidneys began to falter and she needed home dialysis.

Aabiding dash Emily omaamaan o-gii-ozhibii'amawaan Emily odeden Quebec gaa-izhi-daanid. Ogikendaan aaniin ezhibii'igenid omaamaan. "Gidaanis Emily aapiji gagiitaawii gaye onizhishi. Ni-wiiji'ig endaso-giizhig. Bi-mawadishi ji-gikenimig."

Once, Emily saw her mother move slowly to the table and sit down and write a letter. She was writing to Emily's father who lived in Québec. Emily knew what the letter said. It said this: "Your daughter Emily is a smart and beautiful girl. She helps me every day. Come and visit her so that she can know her father."

Gaawiin dash gii-biizhaasii awe inini. Gaawiin wiikaa o-gii-waabamaasiin odeden Emily. Gii-aapijishin 1980 gii-izhisenig awe inini.

He never did. Emily grew up without meeting her dad. He was killed in a car accident in 1980.

Gaa-ishkwaa-giizhitood ogikino'amaagoowin Emily, o-gii-andawendaan ji-mashkikiiwikwewid. Ozhibii'igewigamigong dash imaa Moozonii gaa-gii-dazhi-ombigid, gaawiin o-gii-ayaawaasiwaawaan zhooniyaan ji-diba'igaadenig odishpi-gikino'amaagoowin.

After she finished high school, Emily decided to go to school and be a nurse. But the band in Moosonee, where she had grown up, was bankrupt and had no money to pay for her schooling.

"Gi-daa-gii-waabamaag gidede odinawemaagana' misawaach," odigoon omaamaan Emily. "Ando-mawadisaadaanig Waswanipiing. Giishpin minoseg, maagizhaa gi-daa-ayaa wedi, wiinawaa dash odoozhibii'igewigamigowaa' odaa-diba'aanaawaa gigikino'amaagoowin. Niin dash nin-ga-bigiiwe omaa. Endaso-giizhig gi-ga-ganoonindimin giigidowining."

Amii dash gaa-izhi-maajaawaad, omaamaan omashkikiiman emaajiidoowaad, Waswanipiing e-izhaawaad Iiyoo-ishchii e-gii-nagishkawaawaad odeden odinawemaagana'. Gii-jiikendamoog Emily gaye omaamaan e-nagishkawaawaad ini.

Aabiding dash emawadisaawaad awiyan oodenaang, awiya mamadwetoo ishkwaandeming. Biindige awiya, "Aaniindi eyaad? Aaniindi eyaad?" ikido. Apane o-gichi-minjiminigoon gichi-ininiwan Emily. Gaawiin o-gii-bagidinigosiin gabeya'ii. "Aapiji nimindwendaan omaa e-ayaayin," odigoon, "Aapiji ninjiikendaan e-gii-biizhaayin!" Amii ngwana iniwe omishoomenzhan, odeden owiijizhaanan. Aapiji iinzan o-gii-minwendaan ewaabamaad owiijizhaanan odinawemaaganan, e-gii-wani'aad gaa-gii-zhawenimaad.

"It's time you meet your father's family anyways," her mom said. "Let's visit them in Waswanipi. If it's okay there, maybe you can stay, and maybe his band will have money to pay for your school. I'll come back and manage here. We'll talk every day on the phone."

So they packed their bags with everything they needed for a few days, including her mother's medications, and they went to Waswanipi, Eeyou Istchee, and met her dad's family. Emily could see that her mom was so happy to introduce her daughter to them, so happy they could all spend some time together, even if it was just for a few days.

At one point, they were visiting someone in town and there was a noise at the door. A person was pushing through, saying "Where is she? Where is she?" A big man wrapped Emily up in his arms in one big overpowering hug and he didn't let go for a long time. "I'm so glad you're here, I'm so glad you're here," he said, over and over, and cried. He was her uncle, her father's brother, he finally said when he stopped squeezing her, and he was so grateful for Emily in his life to remind him of his brother. It lessened the pain of his loss.

Amii dash omaamaan gaa-izhi-giiwenid, wiin eta Emily imaa o-gii-wiijidaamaa' odeden odinawemaagana'. Gii-mayagendam Emily. Ngoji go ngodwaaso-biboon aazha gaa-gii-ishkwaa-bimaadizinipan odeden. Amii gaa-ikidonid owiijiiwaagana' e-gii-mikoomaad ako odaanisan waasa wedi Moozoniing e-izhidaanid, gaawiin dash gegoon o-gii-inaasiin odaanisan. *Wegonen naa ge-ikidopan?* inendam Emily, gaawiin wiikaa nin-gii-waabamaasii, gaawiikaa nin-gii-mawadisigosii. *Gaawiin n-daa-gii-nisidawinaagosii giishpin waabamagiban miikanaang ngoji. Amii dash gaye gaa-ikidowaad igi wiijiiwaaganag, e-gii-ayaawaanid iinzan bezhig miinawaa odaanisan ngoji. Ndaa-gii-gagwe-mikawaa awedi,* inendam Emily.

O-gii-ganoonaan omaamaan Emily ngoji go nisogon e-izhisenig. "Ni-minwendaan omaa," odinaan omaamaan. "Bangii bakaan izhigiizhwewag omaa, gaawiin ninisidotawaasiig gii-gizhaatabi-gaagiigidowaad. Gaaw'n ngodinoo. Nin-ga-wiijidaamaag omaa, n-ga-gikino'amaagoz."

Amii dash iwe gaa-izhichiged. Omishoomenzhan gaye odinawemaagana' endaanid gii-izhidaa, Azaadii Miikana gii-izhinikaadeni imaa gaa-gii-izhidaawaad. Gii-agaasin iwe gaa-waabaag waakaa'iganens, eniiwookidegin waakaa'iganan, ishkwaawaach dash iwe.

Her mom went back home and left Emily alone with her father's family. It was a strange time. Emily's dad had been gone for six years already and now his friends said that he had talked about her, about a daughter who lived far away in Moosonee, but he hadn't given them details. *What details could he give?* she thought. *He knew almost nothing about me. He never bothered even to visit me. He wouldn't have recognized me if he had seen me on the street.* They also said she had a sister, a daughter that her dad had raised. She would have to remember that, Emily thought, and find her.

After a few days Emily called her mom. "It's okay here," she said. "The Cree is different from our Cree and I can't really understand when they talk quickly. But it's okay. I'm going to stay and go to school."

She settled into life with her uncle's family in Waswanipi. They lived on Poplar Street in the fourth small grey house.

Gaawiin ginwesh imaa gii-ayaasii Emily gii-ishkwaa-bimaadizinid omishoomisan. Omaamaan dash gii-bi-gii'oodewan imaa Waswaanipiing gii-na'iniganiwinid ini akiwenziwan. Naagach dash, o-gii-ando-waabandaanaawaa Emily odeden gaa-gii-izhi-asinind, omaamaan e-wiijiiwigod. Ginwensh imaa gii-niibawi Emily omaamaan, e-gii-mawinid. O-gichiwinaan omaamaan e-mawinid. E-mawinid omaamaan gaa-izhi-gikendang Emily aapiji iinzan e-gii-zhawenimaanid ini ininiwan wiikaa gaa-gii-gikenimaasig wiin Emily.

Ngojigo niso-biboon gii-gikino'amawaa Emily. Aapiji gii-gichi-aginjige biinish dash e-gii-debinang iweni mazina'iigin ji-gashkitood ji-mashkikiiwikwewid. E-gii-ishkwaa-bimaadizinid odeden gaye omishoomisan, gaawiin aapiji niibiwa imaa o-gii-ayaawaasii' odinawemaagana'. Amii wedi Oozhe-boogamoong gaa-izhaad. O-gii-wiidigemaan ininiwan imaa. Gii-oniijaanisi, miinawaa dash gii-oniijaanisi. Bekish dash iwe apii, gii-gikino'amaagozi miinawaa dash gii-ani-mashkikiiwikwewi. Giiyaabi o-gii-gaganoonaan endaso-giizhig omaamaan.

Dasing gii-oniijaanisid Emily, o-gii-ayaan iwe dinookaan ziizibaakwadwaapinewin gaa-ayaawaad ako gaa-gigishkawaawasowaad. Gii-ayaangwaamizi, gaawiin aaniish o-gii-wii-andawendaziin ji-inaapined

Emily hadn't been there very long when her grandfather passed away, and her mother visited Waswanipi again for the funeral. Afterwards, Emily and her mother walked out together to the gravesite of Emily's dad. Her mother stood there in front of his gravestone for a long time and cried. Emily stood beside her quietly and put her arm around her. Her mom's tears said what she hadn't been able to say with words: that she had really loved this man whom Emily had never known. His death had hit her very hard. It had taken her breath away.

Over the next years, Emily studied hard and earned her nursing degree. With her dad and grandfather both gone, she had even fewer ties in Waswanipi. She moved to Oujé-Bougoumou and married a guy who lived there. They had one baby, and then another baby, and all the while Emily was studying or working as a nurse and talking on the phone every day with her mom.

Each time Emily was pregnant, she got gestational diabetes, the diabetes that pregnant women sometimes get. She was careful – she remembered her mother and grandfather – but she was a nurse and had studied the disease. She gaa-inaapinenid omaamaan gaye omishoomisan. Mashkikiiwikwewi aaniish, o-gikendaan aaniin ge-izhichiged. Gii-ishkwaa-nitaawiginid oniijaanisan, gaawiin miinawaa gii-ziizibaakwadwaapinesii. O-gii-gikendaan amii ko ezhisewaad ikwewag gaa-ayaawaad iweni dinookaan ziizibaakwadwaapinewin, gii-ishkwaa-nitaawiginid oniijaanisiwaan, gaawiin miinawaa ziizibaakwadwaapinesiiwag. Amii bezhigwan gaa-izhised miinawaa gii-gigishkawaawaasod. Bezhigwan gii-ani-mino-ayaa.

Omaamaan dash giiyaabi gii-ojaanimendamoon iwe apii. "Ayaangwaamizin, Emily," o-gii-igoon. "Maagizhaa gegiin gi-ga-inaapine. Ganawenim bezhig mashkikiins giishpin zaabamanji'osiwan. Gwayak inanjigen. Babaamosen. Anweshinin." Emily gii-michi-zhawiingweni. Owiijidaamigoon noongom omaamaan imaa Zhibogamaang. Amii giiyaabi e-wii-naagaji'igod omaamaan aanawi dash e-ayaawaad oniijaanisa' gewiin Emily.

Zhaagooch dash amii gaa-izhised Emily, gii-ayaawaad miinawaa bezhig abinoojiin. Gii-ishkwaa-nitaawigid awe abinoojiiyens, gaawiin gii-booni-ziizibaakwadwaapinesii Emily. Amii bezhigwan iwe dinookaan ziizibaakwadwaapinewin gaa-ayaanid omaamaan gaye omishoomisan gaa-ayaad. Niizhin gaa-izhinikaadeg.

knew that most women with gestational diabetes recover after the baby is born and never get the permanent version that had so affected people she loved. After Emily's first baby, her gestational diabetes went away. After the second baby, it went away too.

But her mom worried. "Be careful, Emily," she said. "It might still get you. Keep a candy in your purse just in case you get weak. And eat properly. And go for a walk. And get some rest!" Emily smiled. Her mom lived with her now, in Oujé-Bougoumou, and even though Emily had kids of her own, her mom still couldn't help but look after her.

In the end, her mom was right: Emily had a third baby, and, after that baby was born, Emily's body did not recover. Her gestational diabetes became exactly the same diabetes – type 2 – that her mom and grandfather had.

Amii dash awashime gaa-izhi-ani-aakozinid Emily omaamaan. Gaawiin noongom o-gii-gashkitoosiin endaad ji-dazhi-bekaabaawinaad odedikosiwa'. Ndawaa Montreal gii-izhigozi. Amii imaa endaso-nisogon gaa-izhaad imaa Jiyoowish Aakoziiwigamigong e-ando-bekaabaawinaad odedikosiwa'. Wiinge gizhide imaa gichi-oodenaang, gizhiiwewag gakina igi gaa-babaamibizowaad odaabaanensag, baatinowag awiyag. Gaawiin gaye waabisii awe ikwe.

Gaanawaach Emily gegoon o-gii-naanaagadawendanziin gii-maajaanid omaamaan, gaye wiin odinaapinewin. Gii-ozhiitaa e-gii-izhaad Montreal ji-wiiji'aad omaamaan ji-izhidaanid imaa. Emily onaabeman o-gii-wiiji'igoon. Amii gaa-igod, "maajaan ando-wiiji' gimaamaa. Nin-ga-naagaji'aag omaa giniijaanisinaanig."

Imaa gaa-dazhi-gizii'aabaawanaawaad odedikosiwiwaa' gewiin namadabiwan Emily omaamaan, amii imaa gewiin enaabiigisininigin gichi-biiwaabiko-makakong gaa-bimibidemagak gaa-gizii'aabaawazoomagak, e-onji-bekaagamininig omiskwiim. Emily ganawaabi imaa. Bezhig omashkiigoo, gichi-ayaa, namadabi imaa gaa-bimaaboodenig desabiwining. Gaawiin onisidotawaasii' gii-ganoonigod mashkikiiwininiwa' gaye ini

Gradually, her mom's diabetes worsened and she became very sick. Home dialysis could no longer keep up and she had to leave their home in Oujé-Bougoumou, along with everything she knew, and move to Montréal. There, every three days, she went into the Jewish hospital and was hooked up to the much bigger hemodialysis machines that hospitals have. The city – hot and noisy and crowded for anyone – seemed even worse to Emily's mom because she was blind.

Emily had no time to think about her own recent diabetes diagnosis. She packed her things and drove to Montréal to help her mom get used to a new life. Emily's husband, who she could always count on to be supportive, was supportive again. Of course she should be with her mom, he said; he would look after the kids alone.

In the dialysis wing of the hospital, as her mother sat hooked up to the great machines that did the work of kidneys and cleaned her blood, Emily sat with her and watched what was going on around them. A Cree elder in a wheelchair was trying to understand what the doctors and nurses were saying to him but he couldn't speak their languages and they couldn't speak his. He couldn't understand why the nurses were doing the things they were doing, he was afraid of them and of this mashkikiiwikwe'. Gaawiin o-gikendanziin wegonen wenji-doodaagod gaa-izhichigenid, gaye ogosaa'. Wiinge gaye bakaan izhimaagwanini imaa gaa-ayaad. Gaawiin gaye ogashkitoosiin ji-bazigwiid, ji-maajaad. O-bii'aan ogozisan ji-bi-wiiji'igod, odigowaan. Wiinge zhagadendam. Aapiji niibiwa imaa awiya' ayaawa' giiyaabi dash zhagadendam.

Oganoonigoon omaamaan Emily. "Gaawiin wiin ziizibaakwadwaapinewin gaa-nisigoying. Amii iwe maanendamowin gaa-nisigoying. Gaawiin gidayaasiimin gidakiiminaan gaye gidinawemaaganinaanag. Amii igiwe gaa-andawenimangwaa. Gaawiin dash gegoon omaa. Amii eta gichi-oodena. Miikanawan, odaabaanensag. Gaawiin ngashkitoosiin ji-noojimowaan omaa. Amii eta ezhinaagwak ji-nibowaan omaa." Aapiji maanendam iwe gii-ikidod.

Miziwe imaa gaa-inaabid Emily, owaabamaa' omashkiigoo' e-maanendamonid. Gaawiin gegoon awiya ikidosii. Aapiji dash zhagadendamoog imaa e-ayaawaad, gaawiin ogashkitoosiinaawaa ji-maajaawaad. Gakina gichi-ayaawiwag, gaawiin gegoon ogashkitoosiinaawaa ji-izhichigewaad. Gaawiin onizhishinzinoon.

Amii dash gegapii awashime gaa-izhiiyaanid Emily omaamaan. Gaawiin noongom minosesinoon iwe

strange place that smelled of cleaning fluids and sickness, and he couldn't get out of his wheelchair and leave. He said he was waiting for his son to come and help. And he said he was lonely. Surrounded by people, but so lonely.

"You know," her mom said, touching her arm, "In Montréal it's not the diabetes that kills us. It's the sadness. It eats us from inside. We are away from our land and our families when we need them the most. There is no life here. Everywhere you look, it's just more concrete and cars. This is not a place to heal but a place to die." Her face was drawn and heavy with pain.

Everywhere around Emily, Cree people were having a very difficult time. And, although no one spoke of it, Emily knew: they sat in this lonely place of bad memories and bad medicine, immobilized, unable to leave. They were elders, and they had little agency. It was not a good situation.

And then Emily's mother, who had taken many turns for the worse, took a turn for the even-worse. Hemodialysis, even with gii-gizii'aabaawanaad odedikosiwan. Zhaagooch igo oshki-odedikosiwan ji-gagwe-ayaawaad. Awe mashkikiiwinini o-maajii-ganoonaa' Emily odinawemaagana' maagizhaa bezhig daa-miigiwe odedikosiwan. Giishpin awiya inendang, bezhigwan dash omiskwiimiwaan ayaawaad, bizaanigo daa-miigiwe odedikosiwan awe. Giiyaabi gaawiin gichi-ayaawisii, michi-naanimidana-shi-niso-biboone. Ginwesh giiyaabi daa-bimaadizi giishpin ayaawaad oshki-odedikosiwan.

"Daga niin gagweji'ishin," odinaan mashkikiiwininiwan Emily apii miinawaa gaa-waabamaad. "Ni-wii-miinaa bezhig ndedikosiw nimaamaa."

O-ganawaabamigoon mashkikiiwininiwan. "Emily, gi-mashkikiiwikwew. Gi-gikendaan gaawiin ji-odaapiniganiwisig gidedikosiw aanawi giishpin naasaab omiskwiiwiyeg. Gegiin aaniish giziizibaakwadwaapine. Gaawiin gi-daa-miigiwesii bezhig gidedikosiw."

Amii bezhigwan ge-gii-ikidonipan omaamaan imaa ayaanipan. Bizhishig weweni ganawenindizon e-igod omaamaan. Amii dash zhaagooch gaa-inendang Emily e-wii-miinaad omaamaan odedikosiwan, nawach bangii ginwesh ji-bimaadizinid, giishpin nawach wiiba gewiin ji-aakozipan wiin.

the big machines, was no longer enough. She needed a new kidney. Her doctor began telephoning around to Emily's family asking each person if they would be tested and, if the blood types matched, would they donate a kidney to Emily's mom. She was still a young woman – only 53. If she had a new kidney, she would live a long time yet.

"Test me," Emily said to the doctor the next time she saw her. "I want to give a kidney to my mother."

The doctor looked at her kindly. "Emily, you're a medical professional. You of all people know that we can't take your kidney even if it is a match. You have diabetes yourself. You need both kidneys."

Emily's mom would have agreed, she knew. She was always urging Emily to take better care of herself. But in that moment Emily would have taken decades off her own life to give her mother more time.

Gaawiin o-gii-mikawaasiwaawaan bezhigwan miskwi ji-ayaanid odinawemaaganiwaang.

Amii sa gaawiin mino-ayaasiiwan omaamaan Emily. Gaawiin ginwesh daa-bimaadizisiiwan. Aazha miinawaa gigishkawaawaso Emily. Zhibogamaang ji-awi-izhaad ji-waabamigod mashkikiiwininiwan izhinaagwanini. Gaa-izhi-izhaad wedi, eshkwaa-minomanji'onid omaamaan. Gii-ishkwaa-waabamigod mashkikiiwininiwan, o-gii-ganoonaan omaamaan.

"Nimbigiiwe Montreal zhemaak," ikido. "Gii-minose gii-waabamag mashkikiiwinini."

Giiyaabi minomanji'owan omaamaan, wiinge gaye minwendam e-gii-minosenig gii-waabamigod mashkikiiwininiwan.

Naagach dash, wenji-madweseninig ogiigidowin Emily. Iwe aakoziiwigamig gaa-izhi-ayaanid omaamaan onji-bi-giigido awiya.

"Wewiib biizhaan omaa," odigoon awiyan. "Gimaamaa gaawiin mino-ayaasii. Wewiib biizhaan."

"Noongom dash e-gii-ganoonag," ikido Emily. Wewiib omoonzhaginaanan odaya'iiman. O-gii-ganoonaan onaabeman. Onandawenimaan ji-wiijiiwigod.

They did not find a match.

Without a new kidney, Emily's mom didn't have much time left. Emily was pregnant just then and needed to go to Chibougamau for a check-up. Her mom was having a good day, so Emily decided to drive to the check-up, and right after it was done, she called her mom from Chibougamau.

"I'm coming back to Montréal now," she said. "The check-up was fine."

Her mom was still feeling well and glad to hear the check-up had gone well.

Very shortly after that, Emily's phone rang again. It was her mother's hospital.

"Hurry down," they said. "Your mom is declining quickly."

"I just spoke to her!" Emily said. But she didn't need to be told twice. She grabbed her stuff and called her husband – she was going to want him there for this.

10

Apii gii-biindigewaad imaa aakoziiwigamigong, amii gii-gikendang Emily e-maajii-oniijaanisid. Maadaapine.

No sooner had Emily and her husband stepped into her mother's hospital than – of all things – Emily's water broke, and her contractions started.

"Haaw maajaan," odigoon onaabeman, "Niin nin-ga-wiidabimaa gimaamaa."

"Go," her husband said. "I'll stay with your mom."

Ndawaa bakaan aakoziiwigamigong gii-izhiwinaa Emily ji-oniijaanisid. "Gi-ga-maajizhogoo," o-gii-igoon mashkikiiwininiwan.

To deliver her baby, Emily had to go to another hospital. The doctors had said she would need a Caesarean section.

Gii-minose iwe. Wiiba go gwiiwizensan odakonaan Emily.

Everything went smoothly, and in a little while Emily had a beautiful baby boy.

O-gii-ganoonaan onaabeman e-wiindamawaad e-ogozisiwaad miinawaa. O-gii-wiindamawaan ozigosan awe inini. Gii-gichi-zhawiingweniwan ozigosan gii-gikendang. Aapiji jiikendam ji-waabamaad miinawaa bezhig oozhisan. Emily dash o-gii-gaganoonaan omaamaan ajina, e-gii-maajizhond e-gii-minosenig gakina gegoon.

She called her husband and told him about their son, and he passed the message on to her mother. Emily's mother smiled as widely as she could and made cradling motions with her arms – she was looking forward to holding her newest grandson and she was very very happy. Emily chatted on the phone with her mom, then, and they talked about the C-section and the new baby. It had been an exciting day, and all was well.

Ngoji go midaaso-diba'iganens izhiseni gaa-bi-biindigenid onaabeman Emily. Imaa aakoziiwigamigong gaa-ayaanid ozigosan gii-onda'adoo.

A few minutes later, Emily's husband walked into her hospital room. He had come over from the Jewish hospital where her mom was staying.

Omashkiigoomonotawaan owiiwan. "Gi-maamaa gii-maajaa." Ogikendaan Emily gaa-idaminid.

In Cree, he said to her, "Your mom has gone home."

Gii-nibowan iinzan Emily omaamaan giiyaabi dash e-oshki-ayaawipan, imaa 2005 apii gii-izhisenig, mayaa bezhigwan apii gaa-gii-nitaawiginid Emily ogozisan.

Gii-giiwe dash wedi Zhibogamaang Emily. Jiikendam ji-bami'aad ogozisensan gaye dash aapiji gichi-maanendam e-gii-wani'aad omaamaan. Aaniin naa ge-ayizhiid. Aapiji zanagendaagwanini gakina gegoon. Gaawiin gii-mino-ayaasiiwan ogozisan. Zhaagooch igo weweni ji-naagaji'aad. Gakina go oniijaanisa' o-gii-naagaji'aa', dago gaye e-anokiid. O-gii-ando-waabamaan ako mashkikiiwininiwan. Aaniish naa ziizibaakwadwaapine. O-gii-miinigoon mashkikiwan, gaye o-gii-wiindamaagoon ji-naagaji'idizod. Gaawiin aapiji obaabiziskitawaasiin. Omaamaan eta omikwenimaan, e-gichi-gwenawenimaad. Wegonen noongom ge-onji-bimaadiziyaambaan inendam.

Aabiding e-anokiid aakoziiwigamigong, e-mashkikiiwikwewid, gegoon gii-izhiiyaa ogidigong. Aapiji gii-gichi-wiisagendam gii-maajiid. Ndawaa gii-giiwe. Ozaam aaniish aakozi. Ndawaa gaawiin gii-anokiisii ajina. Aabiding dash e-gagwe-bazigwiid imaa gichi-desabiwining, e-wii-gawishimod, gaawiin ogashkitoosiin ji-bazigwiid.

"Daga, gi-ga-wiiji'igoo, maamaa," odigoo' oniijaanisa'.

Emily's mother had died, a young woman still, in 2009, on the very same day that Emily's son was born.

Emily went back home to Oujé-Bougoumou, at once full of joy about her new son and devastated about her mom. How could she live without her lovely mom? Life had become so complicated. Her son had been born with some medical problems that would correct themselves with time, but he needed extra care now. She looked after him and her other children, she muddled through her routines, she fulfilled her duties at work, and she visited the doctor for check-ups. Emily had diabetes, the doctor reminded her. He gave her pills and told her to look after herself. Emily hardly heard him. She didn't have time to look after herself. And her mom, her lovely mom, was gone. What was the *point*?

Once, while Emily was doing a nursing placement in the hospital, a virus attacked her joints. For a while, any kind of movement was painful. She went home, still sick with the virus, and took time off work to recover. One afternoon, she tried to get up from the couch to go to the bedroom. She couldn't get to her feet. She was too weak.

"Here Mom, let us help you."

Niizhiwa' ogozisa' giiyaabi e-agaashiinzhinid, e-iidaw imaa niibawiwa'. O-gii-ombinaawaan omaamaawaan. Amii dash gaa-izhibimosed nishikaaj imaa onibewining e-izhaad, e-bimi-aa'aaswaakwiid aasamisag.

Jibwaa-giba'ang ishkwaandem, owaabamaa' ezegizinid oniijaanisa'. Aaniin ge-izhichigewaad giishpin mino-ayaasinig omaamaawaan? Wegonen giishpin gegoon izhisenid?

Gotaajiwag ji-wani'iwaad, inendam. *Amii enendamowaad gaa-gii-inendamaan gii-wani'ag nimaamaa!*

Amii dash gaa-inendang, ajina eta ninga-inaapine owe gii-dewigidigweyaan. Nin-ga-mino-ayaa. Amii dash eta gii-ziizibaakwadwaapined. Ndawaa eta aanjitoowaan nimbimaadiziwin, nin-ga-aakoz daabishkoo gaa-giiizhisewaad nimaamaa gaye nimishoomis. Giishpin iwe izhiseg, gaawiin miinawaa daa-mino-ayaasii.

Zhaagooch igo ji-mino-ayaa'aan, ji-bami'agwaa niniijaanisag, inendam.

Gaa-ani-niibininig gii-ani-mino-ayaa Emily. Aabiding dash o-gii-gikendaan ji-bizindawaad gaa-gii-nitaa-igod ako omaamaabaniin, nawach weweni ji-naagaji'idizod.

Two of her sons, still young children, were there, right away, one on each side of her. They helped Emily to her feet. From there she could make her way to the bedroom, leaning heavily on counters and walls.

Just before she closed the door behind her, she caught the expressions on their faces. They were terrified. Their mother was so sick. What if she didn't get better? What if something happened to her? What then?

They need me!, she thought. *They feel about me the way I felt about my mom!*

It was a new thought. This virus – she knew it would run its course and she would recover. But she also had diabetes. And, unless she changed a few things, it would eventually make her as sick as it had made her mom and grandfather. From that she would not be able to recover.

I have to make myself healthier for them.

Gradually, over that summer, Emily recovered from the virus and began to feel better. One day, she knew that the time had come to do what her mom had always asked of her, to take better care of her health.

Nitam nin-ga-ozhibii'aan aaniin ge-izhichigeyaan, inendam. Gii-izhaa imaa gaa-izhi-ganawendang omazina'iganan, gaye gaa-izhi-odaapinang mazina'iiigin gaye ozhibii'iganaakoon. Gaa-izhi-maajii-ozhibii'iged, aaniin ge-izhichiged giishpin andawendang ji-mino-bimaadizid.

She would start by making a plan. She hobbled to the shelf with her nursing books, pulled down a few, opened the drawer for paper and a pen, then made a list of things she could do to be healthier.

Ginwaa iwe niibidebii'igan: Gego ojaanimendangen. Odaapin gimashkikiimag. Gego niibiwa ziizibaakwad gaye zhiiwitaagan miijiken. Ganawaabandan aaniin ezhinaagwak gimiskwiim. Gwayak inanjigen. Babaamosen endaso-giizhig, ji-gagwejiiyin, ji-zhezhaawiiyin. Gego ojaanimendangen. Gego wiikaa bagijiiken.

It was a long list: Keep a positive attitude. Take meds. Limit sugar and salt. Check blood sugar. Eat carefully. Exercise every day, even when there's no time for exercise. Keep a positive attitude. And never let up.

Noongom dash Emily, minomanji'o aanawi eziizibaakwadwaapined. Gaawiikaa o-waniikenindawaasii' ini gichi-ayaa' gaa-gii-waabamaad gaa-giziiyaabaawadoonid odedikosiwiwaa' imaa aakoziiwigamigong Montreal. O-gii-gikendaanaawaa, daabishkoo sa go gaa-izhi-gikendamowaad Omashkiigoog ginwesh, nawach babenak izhi-mino-ayaawag giishpin odakiimiwaang daawaad gaye odinawemaaganiwaa' besho imaa ayaanid. Mino-ayaawining dazhi-anokii Emily, e-gagwe-mikamowaad aaniin ge-izhi-mino-ayaawaad omashkiigoog imaa gaa-dazhiikewaad imaa Iiyoo-istchiing.

Emily, now healthy and living with diabetes, has never forgotten the elders she met in the dialysis wing of the Jewish hospital in Montréal. They knew, as Cree have known for many generations, that they heal better on their own land and amongst their own people. Emily works in public health, as part of a group figuring out how to bring wellness into the communities of Eeyou Istchee for people of all ages.